Dr. I. Somasundaram
M. Vasanth Kumar
N Prithvi Raj

ENGENHARIA FARMACÊUTICA - MANUAL DE LABORATÓRIO

Dr. I. Somasundaram
M. Vasanth Kumar
N Prithvi Raj

ENGENHARIA FARMACÊUTICA - MANUAL DE LABORATÓRIO

Para o III Semestre de B. Farmácia, de acordo com o PCI

ScienciaScripts

Imprint

Any brand names and product names mentioned in this book are subject to trademark, brand or patent protection and are trademarks or registered trademarks of their respective holders. The use of brand names, product names, common names, trade names, product descriptions etc. even without a particular marking in this work is in no way to be construed to mean that such names may be regarded as unrestricted in respect of trademark and brand protection legislation and could thus be used by anyone.

Cover image: www.ingimage.com

This book is a translation from the original published under ISBN 978-620-7-47507-0.

Publisher:
Sciencia Scripts
is a trademark of
Dodo Books Indian Ocean Ltd. and OmniScriptum S.R.L publishing group

120 High Road, East Finchley, London, N2 9ED, United Kingdom
Str. Armeneasca 28/1, office 1, Chisinau MD-2012, Republic of Moldova, Europe
Printed at: see last page
ISBN: 978-620-7-85078-5

Copyright © Dr. I. Somasundaram, M. Vasanth Kumar, N Prithvi Raj
Copyright © 2024 Dodo Books Indian Ocean Ltd. and OmniScriptum S.R.L publishing group

Conteúdo

BP308P - ENGENHARIA FARMACÊUTICA (Prática) 4 horas/semana

I.   Determinação da constante de radiação do latão, ferro, vidro não pintado e pintado.

II. Destilação a vapor - Para calcular a eficiência da destilação a vapor.

III. Determinar o coeficiente global de transferência de calor do permutador de calor.

IV. Construção de curvas de secagem (para carbonato de cálcio e amido).

V.   Determinação do teor de humidade e das perdas durante a secagem.

VI. Determinação da humidade do ar: i) A partir das temperaturas de bolbo húmido e seco - utilização do método do ponto de orvalho.

VII. Descrição dos trabalhos de construção e aplicação de máquinas farmacêuticas, tais como máquinas rotativas de comprimidos, revestimentos de leito fluidizado, moinhos de energia fluida e humidificadores.

VIII.   Análise granulométrica por peneiração - Para avaliar a distribuição granulométrica de granulados em comprimidos - +Construção de curvas de frequência de vários tamanhos, incluindo gráficos de probabilidade aritmética e logarítmica.

IX. Redução de tamanho: Verificar as leis de redução de tamanho usando um moinho de bolas e determinar os coeficientes de Kicks, Rittinger e Bond, a potência necessária e a velocidade crítica do moinho de bolas.

X.   Demonstração de moinho coloidal, misturador planetário, secador de leito fluidizado, secador de congelação e outros equipamentos importantes.

XI. Factores que afectam a taxa de filtração e evaporação (área de superfície, concentração e espessura/viscosidade)

XII. O efeito do tempo na taxa de cristalização foi estudado

XIII.   Para calcular o índice de uniformidade de uma determinada amostra utilizando o misturador de cone duplo.

1. DETERMINAÇÃO DA CONSTANTE DE RADIAÇÃO DO LATÃO

Objetivo: Determinar a constante de radiação de um cilindro de latão.

REQUISITO:

Cilindro de latão com um orifício ou cavidade.

Termómetro (360°C)

Queimador

Balança de pesagem

Parar o relógio

Parafuso calibrador

Papel milimétrico

PRINCÍPIO: A transferência de calor é um processo crítico no domínio farmacêutico. Este processo envolve o movimento de calor de uma área de alta temperatura para uma área de baixa temperatura. A transferência de calor pode ocorrer através de três mecanismos principais.

a)   A condução refere-se ao processo pelo qual o calor é transferido dentro de uma substância através do movimento dos seus átomos ou moléculas constituintes sem misturar ou alterar a composição da substância.

b)   Por outro lado, a convecção é um método de transferência de calor que envolve a mistura física dos segmentos mais quentes com as secções mais frias da mesma substância.

c)   A radiação refere-se à transferência de calor através de espaços vazios através de ondas electromagnéticas, o que também é referido como radiação térmica.

Este estudo realçou a importância da perda de calor por radiação. Neste sistema específico, a perda de calor por convecção não é tida em conta devido ao movimento negligenciável das partículas. Além disso, o cilindro metálico está suspenso sem qualquer contacto com o metal, o que resulta numa perda mínima de calor por condução. Consequentemente, o foco principal é a perda de calor por radiação. A lei de Stefan-Boltzmann fornece a taxa de radiação emitida pelo corpo.

$$q = bAT^4$$

Onde, q = Energia radiada por segundo, W (ou J/s)

A = Área da superfície radiante, m^2

T = Temperatura absoluta da superfície radiante; K

B = Constante, $W/m^2 . K^4$

O gradiente de temperatura é a diferença de temperatura entre um corpo quente e a sua envolvente, e é responsável pela perda de calor por radiação. A constante de radiação (a) foi determinada utilizando a seguinte equação:

$$Ms\, dq/dt = \alpha A\, [(T_1/100)^4 - (T_1/100)^4)] + \beta A\, (T_1 - T_2)^{1.23}$$

Onde,

M = Massa do cilindro metálico, w g

s = Calor específico do metal, J/Kg.K

(dq/dt) = Taxa de perda de calor pelo cilindro metálico, W/s

T_1 = Temperatura do corpo metálico, K

T_2 = temperatura ambiente (temperatura ambiente), K a = constante de radiação $(W/m2)K^4$

$\beta =$ Fator de convecção

A = Área de superfície para transferência de calor, m^2

PROCEDIMENTO:

1) Pegue num cilindro de latão com uma superfície lisa.
2) O peso, a área e o raio do cilindro são medidos.
3) Coloque o cilindro num tripé e aqueça-o durante cerca de 300 C^0
4) O cilindro foi segurado com os dedos longos e colocado sobre uma superfície não condutora (madeira/vidro) sem tocar em nenhuma superfície.
5) Anotar a leitura da temperatura de cinco em cinco minutos, utilizando um cronómetro.
6) Trace um gráfico entre o tempo no eixo X e a temperatura no eixo Y.
7) Os declives, dq/dt, foram determinados a várias temperaturas arbitrárias.
8) A constante de radiação foi calculada.

OBSERVAÇÕES E CÁLCULOS

Tempo, minutos	Temperatura, °C	Tempo, minutos	Temperatura, °C	Tempo, minutos	Temperatura, °C

Peso do cilindro de latão = Altura do cilindro de latão = Diâmetro do cilindro de latão = Raio do cilindro de latão = Superfície do cilindro de latão =

RELATÓRIO:

<u>**DETERMINAÇÃO DA CONSTANTE DE RADIAÇÃO DO FERRO**</u>

Objetivo: Determinar a constante de radiação de um cilindro de ferro.

REQUISITO:

Cilindro de ferro com um orifício ou cavidade.

Termómetro (360°C)

Queimador

Balança de pesagem

Parar o relógio

Parafuso calibrador

Papel milimétrico

PRINCÍPIO: A transferência de calor é uma operação crucial no domínio farmacêutico. Nesta operação, o calor é transferido de uma região de alta temperatura para uma região de baixa temperatura. Existem três mecanismos básicos através dos quais o calor pode fluir.

a) A condução refere-se ao processo pelo qual o calor é transferido dentro do corpo através do movimento de átomos ou moléculas individuais sem causar mistura.

b)   A convecção é um mecanismo de transferência de calor que ocorre através do movimento e mistura de partes mais quentes de uma substância com partes mais frias do mesmo material. Este processo resulta na transferência de calor entre as duas regiões.

c)   A radiação, também conhecida como radiação térmica, refere-se à transmissão de calor através de espaços utilizando ondas electromagnéticas.

Nesta metodologia, a perda de calor por convecção é desprezada porque o movimento das partículas é considerado insignificante. O cilindro metálico foi suspenso livremente sem qualquer contacto com o metal, minimizando assim a perda de calor por condução. Esta abordagem realça a perda de calor por radiação. A lei de Stefan-Boltzmann define a taxa de radiação emitida pelo corpo.

$$q = bAT^4$$

Onde, q = Energia radiada por segundo, W (ou J/s)

A = Área da superfície radiante, m^2

T = Temperatura absoluta da superfície radiante; K

B = Constante, $W/m^2 .K^4$

O cálculo da constante de radiação (a) baseia-se no gradiente de temperatura, que representa a diferença de temperatura entre um corpo quente e o seu meio envolvente. Esta constante foi utilizada para determinar a taxa de perda de calor por radiação. A equação para calcular a constante de radiação é a seguinte:.

$$\mathbf{Ms\ dq/dt = \alpha A\ [(T_1/100)^4 - (T_1/100)^4)] + \beta A\ (T_1 - T_2)^{1.23}}$$

Onde,

M = Massa do cilindro metálico, w g

s = Calor específico do metal, J/Kg.K

(dq/dt) = Taxa de perda de calor pelo cilindro metálico, W/s

T_1 = Temperatura do corpo metálico, K

T_2 = temperatura ambiente (temperatura ambiente), K a =
constante de radiação $(W/m2)K^4$

$\beta =$ Fator de convecção

A = Área de superfície para transferência de calor, m^2

PROCEDIMENTO:

1.   Considere um cilindro de ferro com uma superfície lisa.
2.   O peso, a área e o raio do cilindro são medidos.
3.   Coloque o cilindro num tripé e aqueça-o durante cerca de 300 C^0
4.   O cilindro foi segurado com os dedos longos e colocado sobre uma superfície não condutora (madeira/vidro) sem tocar em nenhuma superfície.
5.   Anotar a leitura da temperatura de cinco em cinco minutos, utilizando um cronómetro.
6.   Trace um gráfico da temperatura no eixo Y e do tempo no eixo X.
7.   Os declives, dq/dt, foram determinados a várias temperaturas arbitrárias.
8.   A constante de radiação foi calculada.

OBSERVAÇÕES E CÁLCULOS:

Tempo, minutos	Temperatura, °C	Tempo, minutos	Temperatura, °C	Tempo, minutos	Temperatura, °C

Peso do cilindro de ferro = Altura do cilindro de ferro = Diâmetro do cilindro de ferro = Raio do cilindro de ferro = Superfície do cilindro de ferro =

RELATÓRIO:

DETERMINAÇÃO DA CONSTANTE DE RADIAÇÃO DO COBRE

Objetivo: Determinar a constante de radiação de um cilindro de cobre.

REQUISITO:

Cilindro de cobre com um orifício ou cavidade.

Termómetro (360°C)

Queimador

Balança de pesagem

Parar o relógio

Parafuso calibrador

Papel milimétrico

PRINCÍPIO: A transferência de calor é um processo fundamental nas aplicações farmacêuticas. Envolve o movimento de calor de uma área de temperatura mais elevada para uma área de temperatura mais baixa. A transferência de calor pode ocorrer através de três mecanismos principais.

d)	A condução é um processo em que o fluxo de calor num corpo é conseguido através da transferência do momento de átomos ou moléculas individuais sem mistura.

e)	A convecção é um processo em que o fluxo de calor é conseguido através da mistura de partes mais quentes com partes mais frias do mesmo material.

f)	A radiação é um processo em que o calor flui através dos espaços através de ondas electromagnéticas. Este processo é também conhecido como radiação térmica.

O sistema atual não tem em conta a perda de calor por convecção porque o movimento das partículas é considerado insignificante. O cilindro metálico foi suspenso livremente sem qualquer contacto, resultando numa perda mínima de calor por condução. Por conseguinte, o foco principal foi a perda de calor por radiação. A lei de Stefan-Boltzmann fornece a taxa de radiação emitida pelo corpo.

$$q = bAT^4$$

Onde, q = Energia radiada por segundo, W (ou J/s)

A = Área da superfície radiante, m^2

T = Temperatura absoluta da superfície radiante; K

B = Constante, $W/m^2 .K^4$

A diferença de temperatura entre um corpo quente e o seu meio envolvente é designada por gradiente de temperatura e é responsável pela perda de calor por radiação. A constante de radiação (a) foi determinada utilizando a seguinte equação:

$$Ms\ dq/dt = \alpha A\ [(T_1/100)^4 - (T_1/100)^4)] + \beta A\ (T_1-T_2)^{1.23}$$

Onde,

M = Massa do cilindro metálico, w g

s = Calor específico do metal, J/Kg.K

(dq/dt) = Taxa de perda de calor pelo cilindro metálico, W/s

T_1 = Temperatura do corpo metálico, K

T_2 = temperatura ambiente (temperatura ambiente), K a =

constante de radiação $(W/m2)K^4$

$\beta =$ Fator de convecção

A = Área de superfície para transferência de calor, m^2

PROCEDIMENTO:

1) Foi utilizado um cilindro de cobre com uma superfície lisa.

2) O peso, a área e o raio do cilindro são medidos.

3) Coloque o cilindro num tripé e aqueça-o durante cerca de 300 C^0

4) O cilindro foi segurado com os dedos longos e colocado sobre uma superfície não condutora (madeira/vidro) sem tocar em nenhuma superfície.

5) Anotar a leitura da temperatura de cinco em cinco minutos, utilizando um cronómetro.

6) Trace um gráfico entre o tempo no eixo X e a temperatura no eixo Y.

7) Os declives, dq/dt, foram determinados a várias temperaturas arbitrárias.

8) A constante de radiação foi calculada.

OBSERVAÇÕES E CÁLCULOS:

Tempo, minutos	Temperatura, °C	Tempo, minutos	Temperatura, °C	Tempo, minutos	Temperatura, °C

Peso do cilindro de cobre = Altura do cilindro de cobre = Diâmetro do cilindro de cobre = Raio do cilindro de cobre = Área de superfície do cilindro de cobre =

RELATÓRIO:

DETERMINAÇÃO DA CONSTANTE DE RADIAÇÃO DO VIDRO NÃO PINTADO

Objetivo: Determinar a constante de radiação de um vidro não pintado.

REQUISITO:

Frasco de fundo redondo não pintado

Copo

Termómetro

Cortiça

Suporte com pinça

Parar o relógio

PRINCÍPIO: A transferência de calor por radiação é caracterizada pelo movimento de energia sob a forma de ondas electromagnéticas. Toda a matéria com uma temperatura superior ao zero absoluto emite radiação. A energia térmica é a principal forma de energia radiante utilizada nas aplicações industriais. A quantidade de energia radiante emitida por um corpo quente é determinada pela lei de Stefan-Boltzmann, que se exprime da seguinte forma:

$q = bAT^4$

Onde, q = Energia radiada por segundo, W (ou J/s)

A = Área da superfície radiante, m^2

T = Temperatura absoluta da superfície radiante; K

B = Constante, $W/m^2 . K^4$

Existe um gradiente de temperatura entre a temperatura quente de um corpo e o ambiente circundante, conhecido como perda de calor por radiação. A constante de radiação (a) foi determinada utilizando a seguinte equação.

$$(M_1 s_1 - M_2 s_2) \, dq/dt = \alpha A [(T_1/100)^4 - (T_1/100)^4)] + \beta A (T_1 - T_2)^{1.23}$$

Onde,

M1 = Massa de água, w g

M2 = Massa do balão de fundo redondo não pintado, kg

S1 = Calor específico do metal, J/Kg.K

S1 = Calor específico do vidro, J/Kg.K

(dq/dt) = Taxa de perda de calor pelo cilindro metálico, W/s

T_1 = Temperatura do corpo metálico, K

T_2 = temperatura ambiente (temperatura ambiente), K

$\alpha =$ constante de radiação $(W/m2)K^4$

$\beta =$ Fator de convecção

A = Área de superfície para transferência de calor, m^2

PROCEDIMENTO:

1. Com um balão de fundo redondo, mediu-se o diâmetro, o raio médio e a área da superfície, na qual se determinou a perda de calor a calcular.

2. O frasco é suspenso no ar, atando uma extremidade do gargalo com um fio e a outra extremidade a uma braçadeira do suporte.

3. A água foi fervida até ao ponto de ebulição e colocada num balão até ao nível do gargalo.

4. O balão foi munido de uma rolha de borracha com um orifício, ao qual foi colocado um termómetro.

5. A temperatura foi registada de 5 em 5 minutos até atingir a temperatura ambiente.

6. Foi traçado um gráfico entre a temperatura no eixo Y e o tempo no eixo X.

7.   A constante de radiação foi calculada.

OBSERVAÇÕES E CÁLCULOS:

Tempo, minutos	Temperatura, °C	Tempo, minutos	Temperatura, °C	Tempo, minutos	Temperatura, °C

Peso, M1 =

Diâmetro do balão, D =

Raio do balão, R =

Diâmetro do colo, d =

Raio do colo,r =

Área de superfície,A =

Área de superfície do cilindro de ferro =

RELATÓRIO:

DETERMINAÇÃO DA CONSTANTE DE RADIAÇÃO DO VIDRO PINTADO

Objetivo: Determinar a constante de radiação do vidro pintado.

REQUISITO:

Frasco pintado de fundo redondo

Copo

Termómetro

Cortiça

Suporte com pinça

Parar o relógio

PRINCÍPIO: A transferência de calor por radiação refere-se à transferência de energia sob a forma de ondas electromagnéticas. É um princípio fundamental que todos os objectos sólidos emitem energia sob a forma de radiação quando a sua temperatura excede zero. A energia térmica é a principal forma de energia radiante utilizada nas aplicações industriais. A quantidade de energia radiante emitida por um objeto quente é determinada pela lei de Stefan-Boltzmann, tal como a seguir se expressa: $q = bAT^4$

Onde, q = Energia radiada por segundo, W (ou J/s)

A = Área da superfície radiante, m^2

T = Temperatura absoluta da superfície radiante; K

B = Constante, $W/m^2 . K^4$

A diferença entre a temperatura do corpo quente e a temperatura ambiente é o gradiente de temperatura para a perda de calor por radiação. A constante de radiação (a) foi calculada utilizando a seguinte equação:

$$(M_1s_1 - M_2s_2)\, dq/dt = \alpha A\,[(T_1/100)^4 - (T_1/100)^4)] + \beta A\,(T_1-T_2)^{1.23}$$

Onde,

M_i = Massa de água, w g

$M2$ = Massa do balão de fundo redondo não pintado, kg

s_i = Calor específico do metal, J/Kg.K

s_i = Calor específico do vidro, J/Kg.K

(dq/dt) = Taxa de perda de calor pelo cilindro metálico, W/s

T_i = Temperatura do corpo metálico, K

$T2$ = Temperatura do ambiente (temperatura ambiente), K

α = Constante de radiação (W/m2)$_{K4}$

β = Fator de convecção

A = Área de superfície para transferência de calor, m^2

PROCEDIMENTO:

1.   Com um balão de fundo redondo, mediu-se o diâmetro, o raio médio e a área da superfície, na qual se determinou a perda de calor a calcular.

2.   O gargalo do frasco é coberto com papel químico preto e é suspenso no ar amarrando uma extremidade do gargalo com um fio e a outra extremidade a uma braçadeira do suporte.

3.   A água foi fervida até ao ponto de ebulição e colocada num balão até ao nível do gargalo.

4.   O balão foi munido de uma rolha de borracha com um orifício, ao qual foi colocado um termómetro.

5.   A temperatura foi registada de 5 em 5 minutos até atingir a temperatura ambiente.

6.   Foi traçado um gráfico entre a temperatura no eixo Y e o tempo no eixo X.

7.   A constante de radiação foi então calculada.

OBSERVAÇÕES E CÁLCULOS:

Tempo, minutos	Temperatura, °C	Tempo, minutos	Temperatura, °C	Tempo, minutos	Temperatura, °C

Peso, M1 =

Diâmetro do balão, D =

Raio do balão, R = Diâmetro do colo, d =

Raio do colo,r = Superfície,A =

Área de superfície do cilindro de ferro =

RELATÓRIO:

Perguntas VIVA VOCE:

1) Quais são os mecanismos de transferência de calor?
2) Definir Radiação, Condução e Convecção.
3) O que é a lei de Stefan-Boltzmann?
4) Quais são as aplicações da radiação (energia térmica)?
5) Definir corpo negro.

2. <u>DESTILAÇÃO A VAPOR - Separação de óleo de terebintina</u>

Objetivo: Estudar o processo de destilação a vapor.

PRINCÍPIO: A destilação a vapor é um processo de separação de substâncias com elevado ponto de ebulição de materiais não voláteis com a ajuda de vapor. Este processo consiste em aquecer uma mistura de líquidos imiscíveis a uma temperatura inferior ao ponto de ebulição de uma substância com elevado ponto de ebulição. A mistura começa a ferver quando a soma das suas pressões de vapor é igual à pressão atmosférica. Por exemplo, no caso de uma mistura de água e óleo de terebintina, a mistura entra em ebulição abaixo do ponto de ebulição da água pura, porque a terebintina entra em ebulição a uma temperatura muito superior à da água. Quando se utiliza vapor, uma substância com elevado ponto de ebulição pode ser destilada a uma temperatura muito inferior ao seu ponto de ebulição, resultando na separação e purificação de um líquido da mistura. Os líquidos destilados são depois recolhidos separadamente, por exemplo, numa ampola de decantação.

APLICAÇÕES:

> É utilizado para a separação de líquidos que são imiscíveis com a água, como o tolueno e a água.

> Este método é utilizado para extrair óleos voláteis, como o cravinho e o anis.

> É útil na purificação de líquidos com pontos de ebulição elevados, como os óleos essenciais de amêndoa.

> A água aromática foi preparada utilizando este método.

VANTAGENS:

> Os óleos voláteis podem ser separados a temperaturas mais baixas durante a destilação a vapor sem qualquer decomposição ou aroma.

> Se uma substância tiver baixa volatilidade, pode ser destilada de forma satisfatória, desde que o seu peso molecular seja consideravelmente superior ao da água.

DESVANTAGENS:

> A destilação a vapor não é adequada quando os líquidos imiscíveis e a água reagem.

CONJUNTO DE APARELHOS PARA DESTILAÇÃO A VAPOR

A construção de um aparelho de destilação a vapor à escala laboratorial envolve a montagem de vapor metálico (cobre) que pode ser equipado com uma rolha de borracha com duas aberturas. Uma destas aberturas é utilizada para inserir um tubo comprido que se estende quase até à base do gerador de vapor.

A principal função deste tubo é servir como medida de segurança para garantir que qualquer pressão excessiva dentro do gerador de vapor seja prontamente aliviada. Para além disso, quando o vapor começa a sair do tubo de segurança, significa que o vapor pode estar quase esgotado.

Introduziu-se então um tubo curvo através de uma abertura adicional. A extremidade oposta do tubo curvo foi fixada a um frasco contendo um líquido não aquoso com uma rolha de borracha. Este tubo foi prolongado até ao fundo do frasco.

Através de um outro orifício na rolha de borracha, introduz-se um tubo de saída que liga o balão ao condensador. O condensador foi ligado ao balão recetor por meio de um adaptador.

PROCEDIMENTO:

Destilação simples

> Óleo de terebintina (50 ml de óleo de terebintina foram colocados num balão de fundo

redondo de 250 ml.

> Coloca-se no balão um termómetro de rolha. A ponta (de mercúrio) foi colocada em frente do tubo lateral do balão.

> O frasco foi então aquecido com um bico de Bunsen. O óleo de terebintina é aquecido e, após algum tempo, começa a ferver.

> Anotou-se a temperatura (T_1) a que o óleo de terebintina destila. Este é o ponto de ebulição do óleo de terebintina e mantém-se constante.

> Prosseguiu-se a destilação simples para recolher 25 ml de condensado.

Destilação a vapor

> Óleo de terebintina (30 ml de óleo de terebintina foram colocados num balão de fundo redondo de 250 ml.

> Adicionam-se 100 ml de água ao balão

> O recipiente de vapor (ou balão de fundo redondo) foi enchido com água e o restante material foi montado.

> A cuba de vapor e o balão foram aquecidos simultaneamente para que o vapor fluísse uniformemente através da mistura.

> Em seguida, a mistura foi aquecida. Após um certo período de tempo, começa a ferver.

> Registou-se a temperatura (T_2) a que ocorreu a ebulição.

> O vapor transporta o vapor de óleo e passa para o condensador, onde ocorre a condensação.

> O condensado é recolhido e o óleo é separado da água através de uma ampola de decantação.

> Anotam-se os pesos das camadas de óleo de terebintina (w_2) e de água (w_1).

> A percentagem de eficiência foi então calculada e comunicada.

OBSERVAÇÃO E CÁLCULO:

Ponto de ebulição do óleo de terebintina por destilação simples, T_1 °C=

Ponto de ebulição da mistura por destilação a vapor, T_2 °C=

Diminuição do ponto de ebulição, T_3= T1-T2=

Rácio teórico de recuperação de óleo de terebintina em relação à água=

Peso da água obtida, w1=

Peso de óleo de terebintina obtido, w2=

Rácio de recuperação prática de óleo de terebintina em relação à água, w2/w1=

Eficiência percentual da destilação a vapor, (recuperação prática/recuperação teórica) X 100 =

RELATÓRIO:

Perguntas VIVA VOCE:

>) O que é a destilação?

>) Definir destilação a vapor.

>) Nestas condições, o líquido orgânico vaporiza-se durante a destilação a vapor?

>) Quais são as aplicações básicas da destilação a vapor?

>) Que substâncias podem ser extraídas por destilação a vapor?

>) É apresentado um exemplo de purificação por destilação a vapor.

3. <u>DETERMINAÇÃO DO COEFICIENTE GLOBAL DE TRANSFERÊNCIA DE CALOR</u>
<u>POR PERMUTADOR DE CALOR</u>

Objetivo: Determinar o coeficiente global de transferência de calor do permutador de calor.

REQUISITO:

Gerador de vapor, copo, tubo curvo, condensador de água, termómetro,

PRINCÍPIO: A transferência de calor por convecção ocorre entre dois líquidos separados por uma parede de vidro. O método de alimentação afecta significativamente a eficiência do processo de aquecimento. Neste processo, são utilizados permutadores de calor, que são dispositivos utilizados para transferir calor de gás ou vapor quente para um líquido através de uma parede metálica. O método de contra-corrente ou contra-fluxo, no qual a alimentação do fluido quente passa através de uma extremidade do aparelho e a alimentação do fluido frio passa através da outra extremidade, é uma disposição comum. O coeficiente global de transferência de calor de um tubo de vidro pode ser expresso matematicamente como um fluxo em contracorrente.

$$U = \frac{Q}{A \times \Delta t_{av}}$$

Onde, Q = quantidade de calor transferido, W (J/s)

A = Área da superfície do tubo de vidro, m^2

$\Delta t_{av} = $ gradiente de temperatura, K

U = coeficiente global de transferência de calor, W/ m^2· In

Na equação acima, Q é representado por:

$Q = (Q_1 + Q_2)/2$

$Q_1 = M_1.L + M_i.S. \; \Delta t_1$

$Q_2 = M_2.S. \; \Delta t_2$

Onde,

M_1 = Massa de vapor condensado, kg

M_2 = massa de água em circulação, kg

S = calor específico do vapor, J/kg.K

L = calor latente de vaporização da água, J/kg

t_1 = queda de temperatura no vapor, K

t_2 = aumento da temperatura do lado da água em circulação, K;

o gradiente de temperatura, Δt_{av}, é expresso como

$\Delta t_{av} = (\Delta t_1 + \Delta t_2)/2$

$\Delta t_1 = $ diferença de temperatura no lado do vapor, K

$\Delta t_2 = $ diferença de temperatura no lado da água fria, K

Um condensador de água de laboratório ou de destilação é um exemplo do fluxo de líquidos em contracorrente e da transferência de calor. Este foi utilizado para medir o coeficiente global de transferência de calor. Os condensadores de água são uma ferramenta valiosa para os investigadores que procuram compreender os princípios da transferência de calor em vários contextos.

PROCEDIMENTO:

1. Determinou-se também o comprimento e o diâmetro do condensador de água pura.
2. O aparelho de destilação foi montado com um condensador de água simples.
3. A entrada do condensador de água foi ligada a uma torneira. A saída do condensador foi colocada num copo (2 litros).
4. A temperatura da entrada de água da torneira foi registada.
5. O gerador de vapor foi aquecido para produzir vapor. Quando o vapor é produzido, o termómetro de vapor mantém uma temperatura constante. Esta temperatura é também registada.
6. À medida que o processo continua, obtém-se um estado estacionário. Nesta fase, foram efectuadas medições de transferência de calor.
7. O condensado foi então recolhido num copo vazio. Simultaneamente, a água foi recolhida da saída para um recipiente vazio.
8. Após um certo intervalo de tempo (5, 10 ou 15 minutos), a recolha do condensado foi interrompida retirando o copo do condensador.
9. Simultaneamente, a recolha de água da torneira na saída foi interrompida retirando a garrafa da tubagem de borracha.
10. O condensado é agitado e a temperatura é registada. A quantidade de condensado é então medida e registada.
11. A água da torneira recolhida na garrafa foi também agitada e a temperatura foi registada. A quantidade de água da torneira foi medida e registada.

OBSERVAÇÕES E CÁLCULOS:

Diâmetro do condensador, d=

Raio do condensador, r=

Comprimento do condensador, l=

Área do condensador, $A=2\pi r l$

Calor latente de vaporização da água, L= 226,1 J/kg

Calor específico do vapor, s= 4190 J/kg.K

Perda de calor por vapor, Q1=

Ganho de calor pela água da torneira, Q2=

Calor transferido, Q=

	Temperatura do vapor. A	Temp. da água da torneira (saída) b	Temp. condensado c	Temp. da água da torneira (entrada),d
Temperatura, °C				
Temperatura, K				
Diferença de temperaturas	$\Delta t_1 = (a\text{-}b) =$		$\Delta t_2 = (c\text{-}d) =$	
Temperatura média, Δt_{av}	$(\Delta t_1 + \Delta t_2)/2$			

RELATÓRIO:

Perguntas VIVA VOCE:

1) Quais são os processos de transferência de calor?

2)   Definimos a convecção com um exemplo.
3)   O que é o método de contra-corrente ou de contra-fluxo?
4)   Quais são as aplicações da transferência de calor nas farmácias?
5)   Qual é a equação para a transferência global de calor?

4. <u>CONSTRUÇÃO DA CURVA DE SECAGEM (carbonato de cálcio)</u>

Objetivo: Secar uma pasta de carbonato de cálcio e traçar as curvas da taxa de secagem.

REQUISITOS: Carbonato de cálcio, forno de ar quente, balança, placa de Petri, copo, etc.

PRINCÍPIO: O processo de remoção de pequenas quantidades de água ou outros líquidos de um material utilizando calor é designado por secagem. Pode ser utilizado um modelo simples para estudar a relação entre a taxa de secagem e outros factores, considerando as condições do secador. A placa húmida a secar foi colocada num tabuleiro com as extremidades inferiores isoladas e o ar foi soprado sobre o sólido em condições de secagem constantes, tais como temperatura, humidade e pressão. A água da superfície difunde-se através da película de ar circundante e é rapidamente transportada pela corrente de ar. A água interior difunde-se então para a superfície e o processo continua até que a água ligada se evapore. O material acaba por atingir um teor de humidade de equilíbrio.

O processo de determinação da taxa de secagem envolve a pesagem periódica da pasta de carbonato de cálcio. A perda de humidade, que corresponde à quantidade seca, pode ser determinada medindo a diferença de peso entre duas pesagens sucessivas. Para calcular a taxa de secagem, foi utilizada a seguinte equação:

$$\text{Taxa de secagem} = \frac{\text{Peso da água removida}}{\text{Peso do pó seco X tempo de secagem X superfície exposta}} \, g/g.h.cm^2$$

PROCEDIMENTO:

1. A placa de Petri foi pesada e o peso foi registado como w_1.
2. Transferem-se 15,0 g de carbonato de cálcio para um copo. Adicionou-se lentamente água (cerca de 30 ml) para preparar a pasta.
3. A lama de carbonato de cálcio foi então transferida para uma placa de Petri.
4. O enchimento deve ser efectuado de forma a que $3/4^{th}$ do volume da placa de aço inoxidável seja preenchido com lama.
5. O peso da placa de Petri mais o chorume foi registado como w_2.
6. A placa contendo o chorume foi colocada numa estufa de ar quente e a temperatura foi mantida a 60°C.
7. O tempo foi registado logo após a colocação da placa contendo a lama num forno de ar quente.
8. Após 15 minutos, foi medido o peso da placa com a lama. Os pesos estão listados na tabela.
9. A placa de Petri contendo o chorume foi colocada num secador. (A placa de Petri deve ser imediatamente colocada de novo no secador; caso contrário, a temperatura diminui significativamente e os resultados serão erróneos.
10. Os passos 8 e 9 são repetidos até se obter um peso constante.
11. A taxa de secagem foi então calculada.
12. Foi traçado um gráfico tomando o teor de humidade livre (peso da água) no eixo x e a taxa de secagem no eixo y.

OBSERVAÇÃO E CÁLCULOS:

S.No	Time, mins	Wt. of empty petridish (W_1) gm	Wt. of petridish + $CaCo_3$ (W_2) gm	Wt. of petridish + $CaCo_3$ + Water (W_3) gm	Wt. of petridish + $CaCo_3$ + Water after drying (W_4) gm	Moisture evaporated in 15 mins time interval $(W_3 - W_4)$	Total moisture content $(W_4 - W_1)$	Moisture content on drying basis $(W_4 - W_2)/(W_2 - W_1)$	Average moisture content	Rate of drying gm/min/cm² $(W_3 - W_4)$ / Time X Area
1										
2										
3										
4										
5										
6										
7										
8										
9										

1. Peso do recipiente vazio, W1 =
2. Massa volúmica de petróleos + CaCo3 , W2 =
3. Massa de petróleos + CaCo3+Água, W3 =W2 -W1 =
4. Diâmetro do petróide, d = cm
5. Raio da petrópole, r = d/2 = cm
6. Área de petrificação, $A = \pi r^2 =$ cm²
7. Teor de humidade no tempo "0" =
8. Teor de humidade aos "15" minutos =
9. Teor médio de humidade =

RELATÓRIO:

PERGUNTAS DE VIVA VOZ:

1) Definir secagem.
2) O que é a água ligada e a água não ligada?
3) Definir EMC e FMC.
4) Qual é o período de secagem a taxa constante?
5) O que é o período de descida da taxa?
6) Como é que se pode calcular a taxa de secagem?

5. CONSTRUÇÃO DA CURVA DE SECAGEM (Amido)

Objetivo: Secar a pasta de amido e traçar a taxa das curvas de secagem.

REQUISITOS: amido, estufa de ar quente, balança, placa de Petri, copo, etc.

PRINCÍPIO: A secagem é um processo em que pequenas quantidades de água ou outros líquidos são removidos de um material através da aplicação de calor. A taxa de secagem pode ser estudada utilizando um modelo simplificado que replica as condições do secador. Neste modelo, uma placa húmida foi colocada num tabuleiro com fundo e extremidades laterais isolados e o ar foi soprado sobre o sólido em condições de secagem constantes, tais como temperatura, humidade e pressão. Consequentemente, a água da superfície difunde-se através da película de ar circundante e é rapidamente transportada pela corrente de ar. O processo continua até que a água ligada se evapore e o material atinja o seu teor de humidade de equilíbrio.

A rapidez do processo de secagem pode ser avaliada através da determinação rotineira do peso da pasta de carbonato de cálcio. Comparando o peso da pasta em duas medições sucessivas, pode-se estabelecer a perda de teor de humidade, que é diretamente proporcional à quantidade de secagem que transpirou. A taxa de secagem neste caso pode ser calculada utilizando a seguinte equação:

$$\text{Taxa de secagem} = \frac{\text{Peso da água removida}}{\text{Peso do pó seco X tempo de secagem X superfície exposta}} = g/g.h.cm^2$$

PROCEDIMENTO:

1. A placa de Petri foi pesada e o peso foi registado como w_1.

2. Foram transferidos 15,0 g de amido para um copo. Adicionou-se lentamente água (cerca de 30 ml) para preparar a pasta.

3. A pasta de amido foi então transferida para uma placa de Petri.

4. O enchimento deve ser efectuado de forma a que $3/4^{th}$ do volume da placa de aço inoxidável seja preenchido com lama.

5. O peso da placa de Petri mais o chorume foi registado como w_2.

6. A placa contendo o chorume foi colocada numa estufa de ar quente e a temperatura foi mantida a 60°C.

7. O tempo foi registado logo após a colocação da placa contendo a lama num forno de ar quente.

8. Após 15 minutos, foi medido o peso da placa com a lama. Os pesos estão listados na tabela.

9. A placa de Petri contendo o chorume foi colocada num secador. (A placa de Petri deve ser imediatamente colocada de novo no secador; caso contrário, a temperatura diminui significativamente e os resultados serão erróneos.

10. Os passos 8 e 9 são repetidos até se obter um peso constante.

11. A taxa de secagem foi então calculada.

12. Foi traçado um gráfico tomando o teor de humidade livre (peso da água) no eixo x e a taxa de secagem no eixo y.

OBSERVAÇÃO E CÁLCULOS:

SLH>	Tempo, minutos	Wt. *n* perridizh vazio (Witgm.	Wi. de petti ditb - CaCoj (Wi) ziu	WL de petri di:h + ttarcb + Água (Ws) gin	Wl. de petriditb - amido - Água após secagem (Wt) gm	Minatare e vapor a re d iii 1? inin: rime intern] (Wa-WJ	Teor de humidade total (WV	* * 1 tf ■ . I T B	Teor médio de queijo moído*	Taxa de di}iur pn 1T11T1 rm- (W, - WJ . Tempo X Área
1										
I										
i										
4										
5										
6										
7										
S										
9										

1. Peso do recipiente vazio, W1 =
2. Massa de petróleos + amido, W2 =
3. Peso do petrecho + amido + água ,W3 =W2 -W1 =
4. Diâmetro do petróide, d = cm
5. Raio da petrópole, r= d/2 = cm
6. Zona de petrificação, $A = \pi r^2 =$ cm^2
7. Teor de humidade no tempo "0" =
8. Teor de humidade aos "15" minutos =
9. Teor médio de humidade =

RELATÓRIO:

6. DETERMINAÇÃO DA HUMIDADE DO AR PELO MÉTODO DO PONTO DE ORVALHO

Objetivo: Determinar a humidade do ar utilizando o método do ponto de orvalho.

REQUISITO:

Frasco de fundo redondo com uma superfície polida.

Termómetro Suporte de tripé Agitador

Gráfico de humidade

PRINCÍPIO: A temperatura do ponto de orvalho (DPT) refere-se à temperatura que deve ser atingida por uma mistura de ar e vapor de água para atingir um estado de saturação a uma pressão e teor de vapor de água constantes. A formação e o desaparecimento de névoa foram considerados quando o ponto de orvalho foi determinado. A temperatura do ponto de orvalho é traçada no eixo da temperatura (eixo x) de uma carta psicrométrica e é deslocada verticalmente até intersectar a curva de saturação (100%), altura em que são anotadas as coordenadas do ponto (temperatura, K e humidade). O eixo y representa a humidade do ar. Utilizando estes valores, a equação para a percentagem de humidade relativa é calculada como

Percentagem de humidade relativa = (humidade do ar / humidade do ar saturado) x 100.

PROCEDIMENTO:

1. Pegar num balão de fundo redondo polido (100 ml) e encher com água até 2/3 do seu volume

2. O frasco foi então colocado num tripé e fixado.

3. O termómetro é pendurado no suporte principal de modo a que o bolbo do termómetro mergulhe na água do recipiente.

4. Deitaram-se lentamente pequenos pedaços de gelo no recipiente, sob agitação contínua com uma vareta de vidro ou um agitador magnético. A agitação foi continuada até se formar uma película de humidade (névoa) na superfície polida do frasco.

5. Anotar a temperatura nesta fase, que é o ponto de orvalho, e registá-la.

6. A humidade do ar é indicada pelo ponto de orvalho com a ajuda da humidade.

OBSERVAÇÃO E CÁLCULO:

Trilhos	Ponto de orvalho, °C		Humidade
	Aspeto da névoa	Valor médio	

A partir da tabela de humidade, a humidade do ponto de orvalho do ar saturado =

Percentagem de humidade relativa =

RELATÓRIO:

DETERMINAÇÃO DA HUMIDADE DO AR ATRAVÉS DA TEMPERATURA DE BOLBO HÚMIDO E SECO

Objetivo: Determinar a humidade do ar utilizando as temperaturas de bolbo húmido e seco.

REQUISITO:

Termómetro

Tabela de humidade

PRINCÍPIO: O conceito de humidade refere-se à quantidade de vapor de água presente num determinado volume de ar, normalmente expressa em quilogramas por metro cúbico. Além disso, pode ser descrito como a relação entre a massa de vapor de água e a massa de ar seco. A humidade relativa é a relação entre a humidade real e a humidade de saturação a uma temperatura específica. A temperatura de bulbo seco é uma medida da temperatura do ar que é medida utilizando um termómetro que não está sujeito a radiação ou humidade. A temperatura é normalmente registada em graus Celsius (°C), Kelvin (K) ou Fahrenheit (°F). A temperatura de bulbo húmido é a temperatura do ar, que é medida utilizando um termómetro com uma mecha humedecida com água destilada. A temperatura é normalmente registada em graus Celsius (°C), Kelvin (K) ou Fahrenheit (°F). A temperatura de bulbo húmido é influenciada principalmente pela temperatura real do ar (temperatura de bulbo seco) e pelo nível de humidade no ar (humidade). A 100% de humidade relativa, a temperatura de bulbo húmido é igual à temperatura de bulbo seco.

PROCEDIMENTO: A temperatura de bolbo seco é uma medida da temperatura que pode ser obtida se um termómetro for colocado numa amostra de ar. Esta temperatura foi determinada observando o nível de mercúrio no termómetro depois de este ter sido inserido na amostra. Por conseguinte, a temperatura de bulbo seco pode ser designada como a temperatura da amostra. Foi utilizado um termómetro semelhante para determinar a temperatura de bulbo húmido, mas o bulbo foi envolvido numa camada de algodão que foi mantida húmida com água destilada. Obtiveram-se duas leituras, uma do termómetro de bolbo seco e outra do termómetro de bolbo húmido, que foram utilizadas para determinar a humidade utilizando a linha de arrefecimento adiabático nas cartas psicométricas.

OBSERVAÇÕES E CÁLCULOS:

Temperatura média do bolbo seco		Temperatura média do bolbo seco		Humidade	Percentagem relativa humidade
°C	°F	°C	°F		

RELATÓRIO:

Perguntas VIVA VOCE:
1) Foram definidas a humidade e a humidade relativa.
2) O que são a temperatura de bulbo húmido e a temperatura de bulbo seco?
3) Qual é a temperatura do ponto de orvalho?
4) O que é a psicrometria?
5) Quais são os diferentes parâmetros de uma carta psicrométrica?
6) Como pode ser calculada a percentagem de humidade relativa

7. **DESCRIÇÃO DA CONSTRUÇÃO, FUNCIONAMENTO E APLICAÇÃO DE MÁQUINAS FARMACÊUTICAS (MÁQUINA ROTATIVA DE COMPRIMIDOS, REVESTIDOR DE LEITO FLUIDIZADO, MOINHO DE ENERGIA FLUIDA, HUMIDIFICADOR)**

MÁQUINA ROTATIVA PARA COMPRIMIDOS

O texto descreve um dispositivo comummente designado por prensa de comprimidos de estações múltiplas, também conhecido por máquina rotativa devido à rotação da cabeça da máquina que mantém os punções superiores, as matrizes e os punções inferiores no lugar durante o processo de fabrico de comprimidos. As etapas envolvidas no fabrico de comprimidos utilizando este dispositivo são as seguintes: (1) mistura de pó, (2) granulação, (3) moagem, (4) mistura, (5) prensagem e (6) revestimento. É importante notar que a utilização de citações online, referências e citações não deve ser alterada em nenhuma circunstância. Os números no texto devem permanecer inalterados.

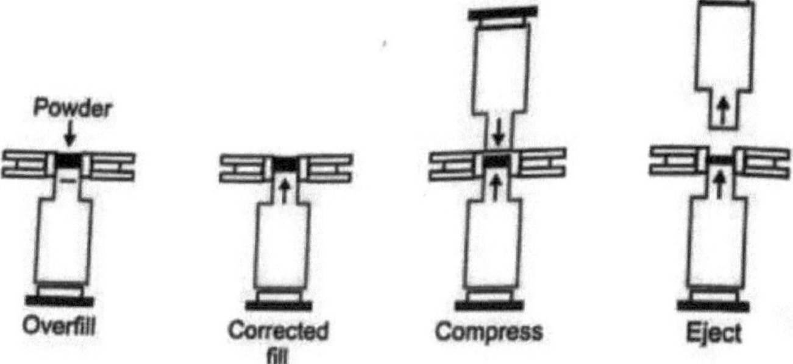

- O material era então alimentado através de uma tremonha.
- O came de enchimento puxa os punções inferiores para baixo até uma distância fixa, e as matrizes são enchidas com material.
- A quantidade de material enchido era maior do que a quantidade real necessária. A quantidade em excesso foi removida com a ajuda de uma espátula.
- Posteriormente, o punção superior foi baixado e inserido nas matrizes.
- O material foi comprimido e foram formados comprimidos.
- Após a compressão, os punções superiores foram puxados para a sua posição superior e os punções inferiores foram simultaneamente levantados até os comprimidos serem ejectados das matrizes.
- A pastilha foi então passada através da calha de descarga.

APLICAÇÕES

- Funciona de forma contínua
- Utilizado para produção em grande escala
- Uma prensa rotativa simples produz 1150 comprimidos num minuto, enquanto uma prensa rotativa dupla pode produzir 10 000 comprimidos por minuto.

REVESTIDOR DE LEITO FLUIDIZADO:

Estão disponíveis três tipos de revestidores de suspensão pneumática: revestidor de pulverização superior, revestidor de pulverização inferior ou Wurster e revestidor de pulverização tangencial. O revestidor de pulverização superior apresenta um movimento contrário das partículas de pó ou péletes e da pulverização de líquido, enquanto o revestidor de pulverização Wurster ou inferior apresenta um movimento simultâneo das partículas de pó ou péletes e da pulverização de líquido. Num revestidor por pulverização tangencial, as partículas de pó ou granulados movem-se de forma helicoidal devido ao disco do rotor que gira na parte inferior do equipamento. As etapas envolvidas no processo de revestimento por pulverização Wurster ou inferior incluem [inserir etapas aqui].

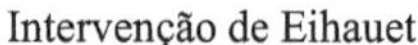

Intervenção de Eihauet

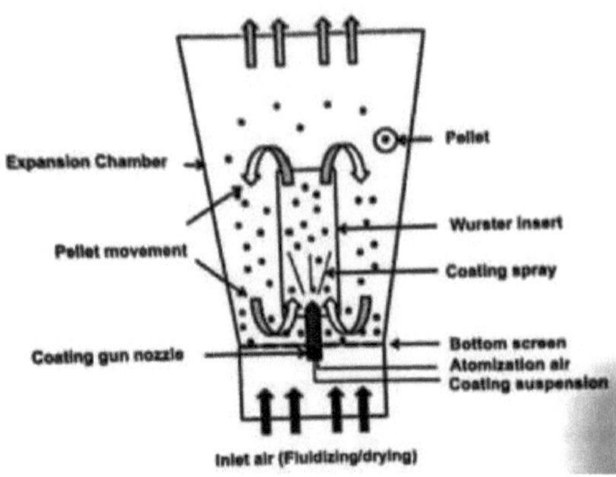

- O ar de entrada de secagem passa através da placa perfurada inferior para a câmara do leito fluidizado.
- Este ar passa através da coluna de wurster, na qual a pistola de pulverização é perpendicular à placa inferior e paralela à coluna de wurster.
- O ar passou dos filtros de exaustão situados na parte superior do equipamento.
- O material a ser revestido foi carregado na câmara do leito fluidizado e fluidizado.
- O ar de entrada provoca a fluidificação do material e a secagem durante a operação de revestimento.
- Os granulados passaram através da pulverização líquida da solução de revestimento proveniente dos posicionadores da pistola de pulverização paralelos à coluna.
- Após o revestimento, as partículas revestidas caíram por gravidade no fundo da coluna de Wurster e foram recicladas para a zona de revestimento.

APLICAÇÕES:
- É utilizado para revestir formas de dosagem farmacêutica com material polimérico para mascarar o sabor ou odor desagradável, proteger ingredientes instáveis e melhorar a aparência.
- Os revestidores de leito fluidizado são utilizados para revestir pós, grânulos, comprimidos, pellets, etc., utilizando uma coluna de ar.
- O equipamento de revestimento de leito fluidizado é popular para o revestimento de sistemas multiparticulados, tais como pérolas e sementes não-parceladas.

MOINHO DE ENERGIA FLUIDA

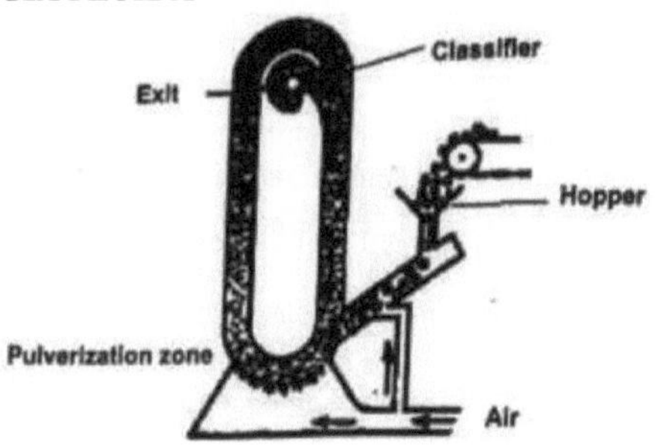

- Um fluido, normalmente ar, é injetado a uma pressão muito elevada através dos bicos na parte inferior do circuito. Como resultado, produz-se turbulência.
- Os sólidos foram introduzidos no fluxo através de uma tremonha.
- Esta turbulência ocorre, e ocorrem impactos e atrito entre as partículas.
- Um classificador é adaptado para existir de forma a que apenas as partículas mais finas sejam recolhidas como produtos.
- As partículas maiores são novamente enviadas para uma corrente de ar para uma maior redução de tamanho.

APLICAÇÕES:

- O tamanho das partículas do produto era mais pequeno do que o dos outros métodos de redução de tamanho.
- Não há hipótese de contaminação do produto.
- Este método é adequado para pós finos, como a micronização da griseofulvina.

DESUMIDIFICADOR

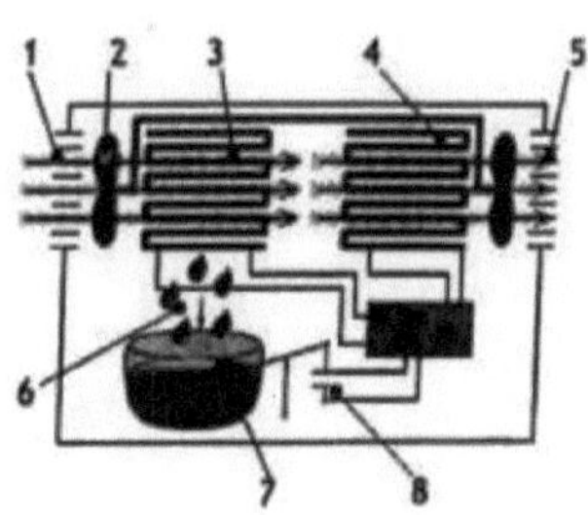

- O ar quente e húmido era aspirado por um dos lados da máquina.
- Foi utilizada uma ventoinha eléctrica para puxar o ar para dentro.
- O ar quente passa pelos tubos frios, através dos quais circula o líquido de refrigeração. Devido ao arrefecimento do ar, a humidade que este contém transforma-se em água líquida.
- O ar passa então sobre o elemento de aquecimento e volta a aquecer à sua temperatura original.
- O ar quente e seco sopra de volta para a sala através do outro lado da máquina.
- A humidade do ar escorre para o tabuleiro de recolha (ou balde) situado na parte inferior da máquina.
- À medida que o tabuleiro de recolha se enche, o flutuador de plástico da máquina sobe.

- Quando o tabuleiro está cheio, a boia acciona um interrutor elétrico que desliga a ventoinha e acende uma luz indicadora, indicando que a máquina precisa de ser esvaziada.

APLICAÇÕES

- Foi utilizado um desumidificador para reduzir a humidade do ar.
- Os grandes desumidificadores são também utilizados em edifícios comerciais, como pistas de gelo cobertas, para controlar os níveis de humidade.

Perguntas VIVA VOCE:

1) Quais são as etapas envolvidas na máquina rotativa para comprimidos no fabrico de comprimidos?
2) Quais são as partes básicas de um instrumento de uma máquina rotativa para comprimidos?
3) Qual é o princípio básico de um revestidor de leito fluidizado?
4) Quais são as aplicações dos revestidores de leito fluidizado?
5) Qual é o princípio básico do moinho de energia dos fluidos?
6) Quais são as aplicações dos moinhos de energia dos fluidos?
7) Qual é a aplicação dos desumidificadores?

8. ANÁLISE GRANULOMÉTRICA POR PENEIRAÇÃO

Objetivo: Determinar a distribuição do tamanho das partículas do pó por peneiração.

REQUISITOS:

Conjunto de peneiras (peneiras n.º 30, 45, 60, 100, 140 e 200), máquina de peneirar electromagnética de laboratório ou agitador de peneiras elétrico

PRODUTOS QUÍMICOS / REAGENTES:

Carbonato de cálcio/aspirina/calamina em pó/qualquer substância ativa

PRINCÍPIO:

O princípio fundamental subjacente a esta metodologia é a separação granulométrica através de um peneiro ou crivo normalizado. A separação por tamanhos é uma operação unitária que isola diferentes tamanhos de partículas em duas ou mais fracções, utilizando superfícies de crivagem. Esta operação é também designada por peneiração, crivagem, classificação ou crivagem.

Designações e dimensões dos crivos de especificação IP e USP

Número do peneiro		Malha nominal tamanho da abertura, mm		Número do peneiro		Malha nominal tamanho da abertura, gm	
IP	USP	IP	USP	IP	USP	IP	USP
4	8	4000	2380	36	50	425	297
8	10	2000	2000	44	60	355	250
10	20	1700	840	60	70	250	210
12	25	1400	710	85	80	180	177
16	30	1000	595	100	100	150	149
22	35	710	500	120	120	125	125
25	40	600	420	150	140	106	105
30	45	500	350				

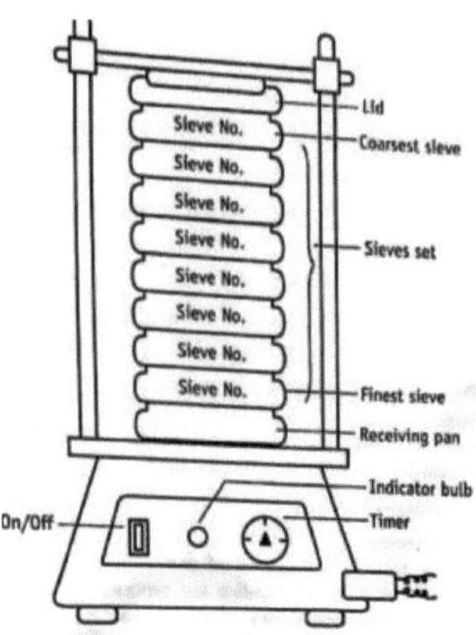

O medicamento em pó foi separado em diferentes tamanhos de partículas utilizando uma série de peneiras dispostas em

um ninho com o mais grosseiro no topo. Colocou-se uma amostra do pó ou dos grânulos no peneiro superior e agitou-se num agitador de peneira para facilitar a rápida separação dos tamanhos. O pó retido em cada peneiro foi pesado e foi construída uma curva normal de distribuição do peso.

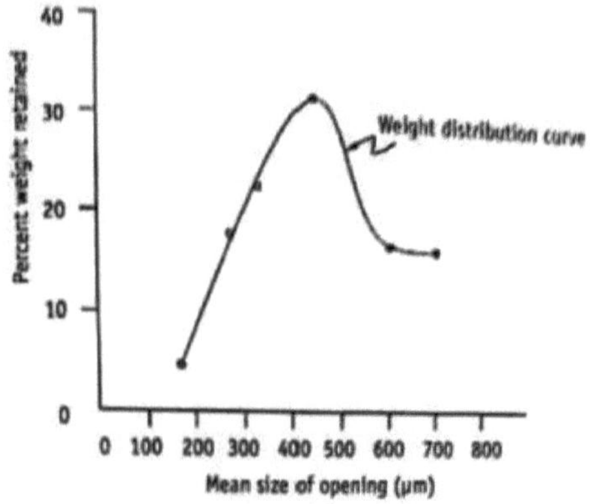

O diâmetro médio das partículas do pó (d_{sieve}) foi calculado utilizando a seguinte equação.

$$d_{sieve} \sim \frac{\sum (n \times d)}{w}$$

Sendo n= frequência de partículas numa gama granulométrica, g;ou percentagem de peso do pó

subdimensionado, g

d = diâmetro médio das partículas de um determinado peneiro (diâmetro do peneiro), Lim

PROCEDIMENTO:

1.   Organizar o conjunto de peneiras por ordem decrescente.

2. A quantidade pesada da amostra foi colocada num tubo no peneiro, na parte superior do conjunto de peneiras.

3. A máquina de crivagem foi iniciada. O período de tempo e a velocidade de vibração podem ser

controlada através de um acessório semi-automático na máquina.

4. O material em pó foi retido em vários peneiros.

5. O material em pó retido nos peneiros foi pesado.

6. A frequência percentual de cada tamanho de partícula foi calculada e os gráficos foram traçados.

7. Determinação do diâmetro médio geométrico do peso e do desvio padrão geométrico.

OBSERVAÇÕES:

(a) Peso da substância, w_1 =g

(b)Tempo de agitação=min

(c) Velocidade do agitador elétrico=rpm

S. não.	Número do peneiro (passado/mantido)	Média aritmética do tamanho da abertura (gm)	Peso retido num peneiro (g)	Percentagem de peso retido (tamanho inferior)	Acumulado Percentagem Retido
1	30/45	470			
2	45/60	300			
3	60/80	213			
4	80/100	163			
5	100/140	127			
6	140/200	90			

CÁLCULO:

Cálculo da percentagem de peso retido no ecrã.

Peso retido no ecrã 100

Percentagem de peso retido no ecrã = Peso total do pó X

1. Traçar uma curva de distribuição de frequências tomando o tamanho das partículas no eixo X e a percentagem de peso retido no ecrã no eixo Y.

2. O logaritmo do tamanho das partículas foi representado em relação à frequência percentual acumulada numa escala de probabilidade. Observa-se uma relação linear.

3. O diâmetro médio geométrico do peso, dg, e o desvio padrão geométrico, foram obtido a partir de uma linha reta.

RELATÓRIO:

Perguntas VIVA VOCE:

1) Por que razão é efectuada a análise granulométrica?
2) Qual é o intervalo de análise do método de peneiração?
3) Qual é o princípio básico da análise granulométrica?
4) Desvantagens do método de peneiração.

9. REDUÇÃO DE TAMANHO POR MOINHO DE BOLAS

OBJECTIVO:

O objetivo deste estudo é investigar as leis da redução de tamanho utilizando um moinho de bolas e determinar os coeficientes de Kicks, Rittinger e Bond, os requisitos de potência e a velocidade crítica do moinho de bolas. O processo de redução de tamanho usando um moinho de bolas foi analisado, e os cálculos necessários foram realizados para derivar os parâmetros acima mencionados. Não serão feitas alterações nas citações, referências ou citações em linha, e os números no texto permanecerão inalterados. **REQUISITOS:** Moinho de bolas, medidor de energia, grânulos, balança, peneiras, agitador de peneiras.

PRINCÍPIO:

A redução de tamanho é o processo de redução de grandes massas sólidas (vegetais e substâncias químicas) em pequenas massas unitárias, partículas grossas ou partículas finas.

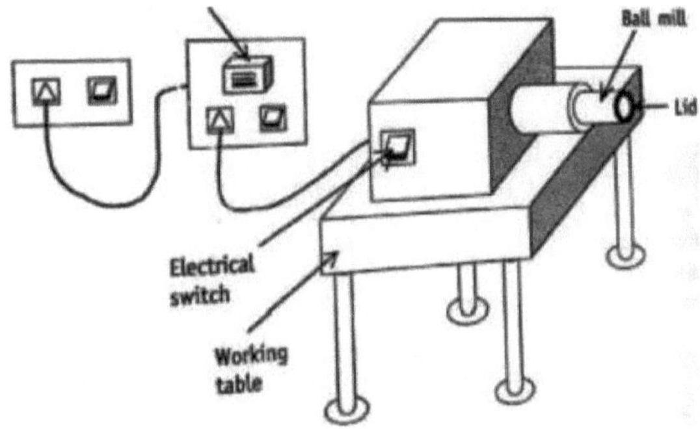

Moinho de bolas com circuito elétrico

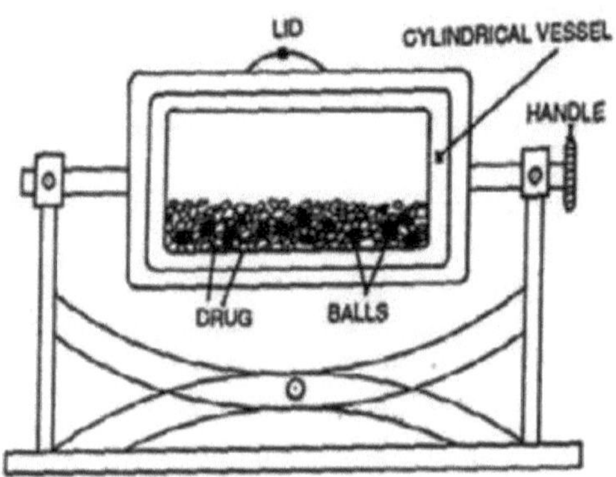

Moinho de bolas

Os moinhos de bolas, também conhecidos como moinhos de tombos ou moinhos de seixos, funcionam com base no princípio do impacto causado por bolas e material em movimento rápido no interior do cilindro. O cilindro era oco e continha bolas metálicas que actuavam como meio de moagem. O volume das bolas ocupa 30-50% do volume total. O cilindro gira em torno do seu eixo longitudinal, fazendo com que o material seja colocado à sua volta e sofra uma redução de tamanho. Os moinhos de bolas são particularmente eficazes na redução de pós húmidos e secos para obter os resultados desejados. É importante manter uma velocidade óptima de rotação do moinho para garantir que as bolas caem e batem no fundo do moinho, esmagando o pó em pequenos pedaços. Isto cria uma tensão de impacto no material moído, facilitando assim o processo de moagem.

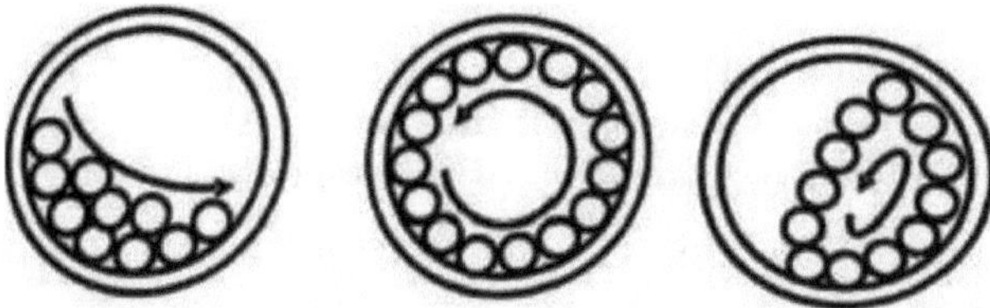

(A) Bolas a baixa velocidade (B) Bolas a alta velocidade (C) Bolas a uma velocidade crítica sr>
^n

LEI DO CHUTE:

A energia necessária para a redução de tamanho é proporcional ao logaritmo da razão entre os tamanhos inicial e final. A equação de Kick é frequentemente utilizada para esmagar ou comprimir partículas grandes.

$$E = K_K \ln \left(\frac{d_i}{d_n}\right)$$

Onde, E= quantidade de energia necessária para produzir uma mudança na unidade de massa, KK=Energia constante de Kick por unidade de massa
di=tamanho inicial das partículas da amostra (antes da redução de tamanho), цт. dn=tamanho final das partículas da amostra (após a redução de tamanho)
'(im).

LEI DE RITTINGER:

Isto indica que a energia consumida na redução do tamanho dos sólidos é diretamente proporcional à nova superfície criada. É principalmente aplicável a materiais frágeis submetidos a processos de

$$E = K_R \left(\frac{1}{d_n} - \frac{1}{d_i}\right)$$

Onde E é a quantidade de energia necessária para produzir uma mudança na unidade massa. Kr=Energia constante de Rittinger por unidade de área.

ÍNDICE DE TRABALHO DAS OBRIGAÇÕES:

A energia necessária para deformar um conjunto de partículas com formas idênticas é proporcional à alteração das dimensões das partículas. O índice de trabalho de Bond serve como uma ferramenta valiosa para avaliar a eficiência de uma operação de moagem e é particularmente útil na determinação do tamanho apropriado para moinhos de desbaste.

$$E = 2K_B \left(\frac{1}{\sqrt{d_n}} - \frac{1}{\sqrt{d_i}}\right)$$

Onde, KB=Índice de trabalho de ligação, energia por unidade de massa

PROCEDIMENTO:

1. A leitura inicial do mostrador do contador de energia é designada por N1.
2. Foi feito um moinho de bolas limpo com um número suficiente de bolas.
3. O moinho de bolas foi operado sem carga durante 10 minutos.
4. A leitura (revolução) no contador de energia é indicada como N2 (a diferença, ou seja, N3 = N2-N1, dá a energia necessária para o funcionamento do moinho de bolas sem alimentação).
5. Cem gramas da amostra foram pesadas e submetidas a análise por peneiração. O tamanho médio das partículas de cada amostra foi então calculado.
6. Cem gramas de ração, que foram submetidas a análise por peneiração, foram transferidas para o moinho de bolas.
7. O moinho de bolas funcionou durante 10 minutos.
8. A leitura (rotações) é designada por N4. (A diferença, ou seja, N5 = N4-N2, dá a energia necessária para o funcionamento do moinho de bolas e para a redução do tamanho do material).
9. A diferença, ou seja, N6 = N5-N3, fornece a energia efetivamente consumida para a redução do tamanho do material.
10. O produto foi descarregado num tabuleiro e submetido a uma análise granulométrica.
11. O tamanho médio das partículas do produto após a redução do tamanho foi determinado.
12. Os dados são substituídos nas equações da constante de Kick, da constante de Rittinger e da constante de Bond
índice de trabalho para os determinar.

OBSERVAÇÕES E CÁLCULOS:

Tabela nº: Distribuição do peso das amostras após a redução de tamanho.

S. Não.	Peneira nº.	Dimensão nominal da abertura da malha, gm	Tamanho da abertura (passada/mantida), gm	Tamanho médio da abertura * (d), gm	Peso do pó subdimensionado(n) , gm	Percentagem de peso retido no peneiro mais pequeno, (d)	Peso tamanho n x d (4) x (6)
	(1)	(2)	(3)	(4)	(5)	(6)	(7)
	Panela		-	-	-	-	-
1	120	125	125/panela	125.0			
2	100	150	150/125	137.5			
3	85	180	180/150	165			
4	60	250	250/180	215			
5	44	355	355/250	302.5			
6	22	840	710/355	532.5			
7	10	1700	1700/710	1205.5			
						aд =	S(nd)=

Diâmetro médio da amostra de pó antes da redução de tamanho, di = 2nd / En

CÁLCULOS:
1. Leitura inicial do contador de energia, N1 =
2. Leitura do contador de energia após a utilização do moinho de bolas sem alimentação, N2 =
3. Energia consumida pelo moinho de bolas, N3 = N2-N1
4. Leitura do contador de energia após a utilização do moinho de bolas com alimentação, N4 =
5. Energia consumida para a redução de tamanho mais o moinho de bolas, N5 = N4-N2
6. Energia consumida para a redução de tamanho, N6 = N5-N3 =
7. O peso da amostra foi considerado como w = 100 g (0,1 kg).
8. Cálculo da constante E do contador de energia (no contador de energia, é dada a relação entre a rotação e a energia. Utilizar esta relação para os cálculos). 750 unidades de leitura (rotações) a energia = 3600 kW.s (1 kW.h)

1 unidade de leitura

1 unidade de leitura = 3600/750 = 4,8 kJ (E)
9. Energia em vazio, Ei = N3 x E = kJ.
10. Energia na carga E2 = N5 x E = kJ.
11. Energia líquida necessária por unidade de massa = {(E2 - Ei)/w} =kJ   .
12. Diâmetro médio das partículas da alimentação, di =   цт.
13. Diâmetro médio das partículas do produto, dn =цт.

RELATÓRIO: A constante de Rittinger =.

Constante de Kick =

Índice de trabalho de Bond =

Perguntas VIVA VOCE:
1) Definir redução de tamanho.
2) Quais são os princípios básicos da moagem de bolas?
3) Como é que a velocidade do moinho de bolas afecta a redução de tamanho?
4) Quais são as vantagens e desvantagens dos moinhos de bolas?
5) O que é a lei de Kick?
6) O que é a lei de Rittinger?
7) O que é a lei de Bond?

10. DEMONSTRAÇÃO DE MOINHO COLOIDAL, MISTURADOR PLANETÁRIO,

SECADOR DE LEITO FLUIDIZADO, SECADOR DE CONGELAÇÃO

MOINHO DE COLÓIDE:

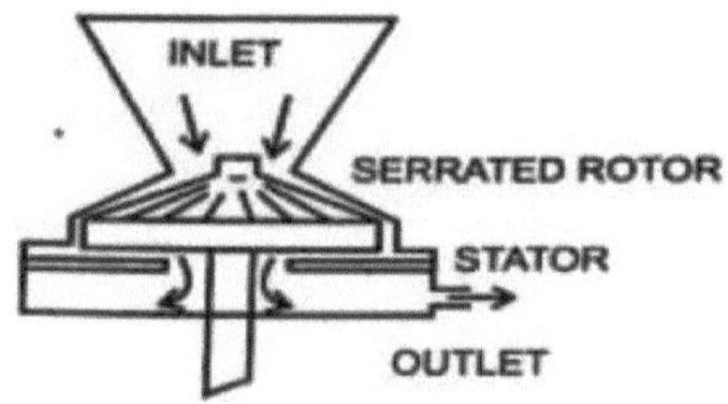

> Foi utilizado um moinho coloidal para reduzir o tamanho das gotículas em suspensão.

> Os materiais são alimentados através da tremonha de entrada e colocados no moinho

> Em seguida, é movido através do estreito espaço entre o rotor e o estator para reduzir o tamanho das partículas

> O produto final era então retirado através da saída.

MISTURADOR PLANETÁRIO:

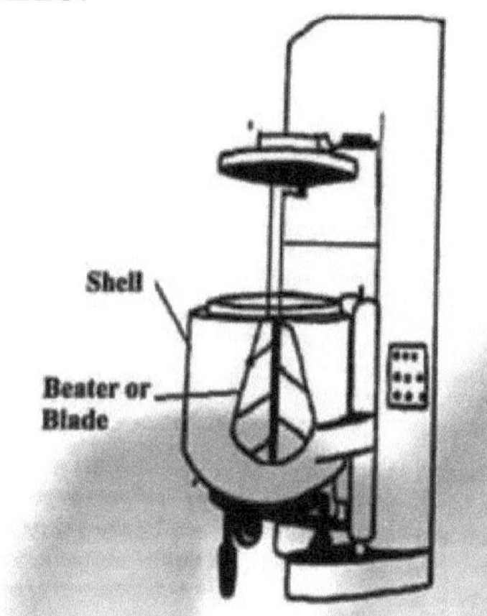

> O material a misturar era colocado numa taça ou numa concha.

> As lâminas rodam nos seus próprios eixos quando orbitam o recipiente de mistura num eixo comum. Por conseguinte, não existe um ponto morto na mistura e foi aplicado um elevado cisalhamento para a mistura.

> Após a mistura, o material foi descarregado através de uma válvula de fundo ou por recolha manual do material do recipiente.

SECADOR DE LEITO FLUIDIZADO:

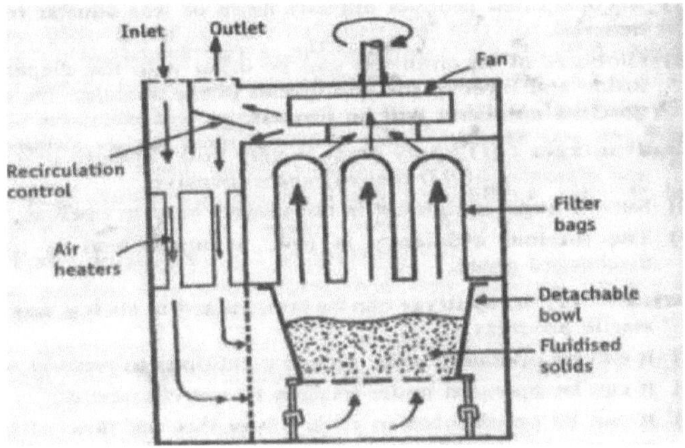

> Os grânulos húmidos a secar são colocados numa taça amovível. A taça foi então introduzida no secador.

> O ar fresco pode passar por um pré-filtro, que é depois aquecido ao passar por um permutador de calor.

> O ar quente passa pelo fundo da taça. Simultaneamente, a ventoinha começou a rodar. A velocidade do ar foi aumentando gradualmente.

> Após um determinado tempo, é atingido um ponto de pressão em que a força de atrito sobre as partículas é igual à força da gravidade. Os grânulos subiram no recipiente. Esta condição foi considerada fluidizada.

> O gás envolve cada grânulo para o secar completamente, e o ar sai do secador e passa através dos filtros no saco.

> As partículas arrastadas permaneceram aderidas ao interior da superfície do saco. Periodicamente, os sacos eram agitados para remover as partículas arrastadas.

> Os materiais foram deixados no secador até atingirem a temperatura ambiente.

> A cuba foi depois retirada durante a descarga. O produto final era de fluxo livre.

SECADOR DE GELO:

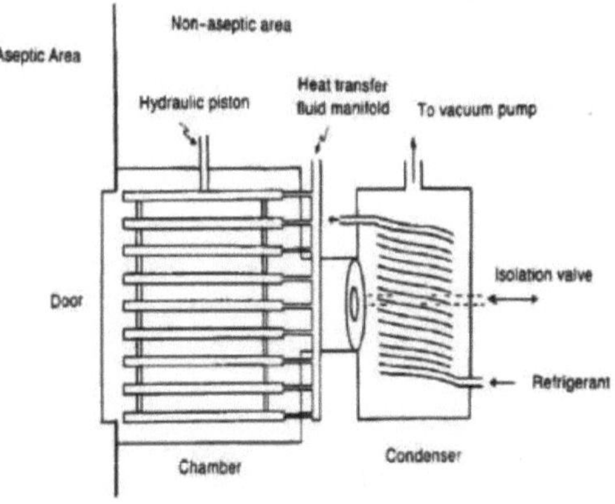

> Os métodos de pré-tratamento utilizados para preservar o aspeto do produto e estabilizar os produtos reactivos incluem a concentração por congelação, a concentração da fase de solução e a formulação. Além disso, a formulação foi utilizada para aumentar a área de superfície e diminuir a elevada pressão de vapor do solvente. Estes métodos são aplicados antes da congelação para garantir a preservação da qualidade do produto.

> A temperatura a que o produto deve ser congelado para solidificar completamente é de importância crítica. Isto pode ser conseguido através de dois métodos, sendo que a maioria dos produtos liofilizados é constituída principalmente por água, que desempenha um papel fundamental no processo de liofilização.

> Após a pré-congelação do produto, devem ser criadas condições para que o gelo possa ser removido do produto congelado por sublimação, resultando num produto seco e estruturalmente intacto.

> Após a liofilização primária estar concluída e todo o gelo ter sido submetido, a humidade ligada ainda está presente no produto. O produto parece seco, mas o teor de humidade residual pode ser tão elevado como 7-8% após a secagem a uma temperatura mais quente para reduzir o teor de humidade residual para valores óptimos. Este processo é conhecido como "dessorção isotérmica".

> Após a substituição do vácuo por gás inerte, o frasco e os frascos foram fechados.

Perguntas VIVA VOCE:

1) Qual é o princípio básico de um moinho coloidal?
2) Quais são as utilizações dos moinhos coloidais?
3) Quais são as desvantagens de um moinho coloidal?
4) Definir mistura?
5) Qual é o princípio básico dos misturadores planetários?
6) Quais são as vantagens dos misturadores planetários?
7) Qual é o princípio básico envolvido num secador de leito fluidizado?
8) Quais são as aplicações dos secadores de leito fluidizado?
9) Quais são os princípios básicos da liofilização?
10) Quais são as aplicações da liofilização?

11. DETERMINAÇÃO DO EFEITO DA CONCENTRAÇÃO, DA SUPERFÍCIE E DA ESPESSURA NA TAXA DE FILTRAÇÃO

Objetivo: Determinar a influência da concentração, da área de superfície e da espessura do meio filtrante na taxa de filtração.

REQUISITOS: Proveta graduada, funil de Buckner, papel de filtro, cronómetro, carbonato de cálcio

PRINCÍPIO: A filtração é um processo que envolve a separação de partículas sólidas de um fluido, fazendo passar o fluido através de um meio poroso que retém as partículas sólidas e permite a passagem do fluido.

A taxa de filtração foi influenciada pela concentração de sólidos na suspensão. À medida que a concentração aumenta, a espessura do bolo de filtração aumenta, levando a uma diminuição da taxa de filtração. A taxa de filtração é diretamente proporcional à área de superfície do meio filtrante. No entanto, a espessura do meio filtrante desempenhou um papel crucial na determinação da taxa de filtração. É importante notar que um aumento da espessura do meio filtrante resulta por vezes numa diminuição da taxa de filtração. Além disso, a taxa de filtração foi afetada pela espessura do bolo de filtração formado durante o processo de filtração.

Para efeitos práticos, a taxa de filtração foi calculada através da seguinte equação:

Volume de filtrado que passa através do meio filtrante

Taxa de filtração

Tempo necessário para a passagem do filtrado

$=m^3/\text{sec}$

PROCEDIMENTO:

EFEITO DA CONCENTRAÇÃO

Preparação da suspensão de carbonato de cálcio (5%)

O carbonato de cálcio (2,5 g) foi pesado e transferido para um almofariz, onde foi combinado com 25 ml de água para formar uma pasta homogénea. A pasta foi então transferida para um almofariz de 50 ml. O almofariz e o pilão foram limpos com 5 ml de água e este processo foi repetido duas a três vezes, se necessário. As lavagens foram então transferidas para outra proveta de 50 ml e completadas com água até ao nível marcado. Agitar bem a suspensão.

O mesmo protocolo foi utilizado para suspensões com concentrações de 10% e 15%, empregando 10,0 e 15,0 g de carbonato de cálcio, respetivamente.

Método para estudar o efeito da concentração

1. Colocou-se papel de filtro de tamanho adequado num funil de Buckner.
2. Verter 50 ml de uma suspensão de carbonato de cálcio a 5% no funil de Buckner.
3. O tempo necessário para recolher 25 ml do filtrado foi registado.
4. A experiência (passos 2-4) foi repetida para a mesma concentração da suspensão de carbonato de cálcio em dois ensaios adicionais.
5. A experiência foi repetida para as outras concentrações. (10 e 15%, respetivamente).
6. O gráfico foi traçado utilizando a concentração de carbonato de cálcio no eixo x e a taxa de filtração no eixo y.

OBSERVAÇÕES E CÁLCULOS:

Conc. De chorume	Julgamento	Volume do filtrado	Tempo de recolha do	Tempo de recolha do	Taxa de filtração,	Taxa de filtração, m^3

		recolhido (ml)	filtrado (Min)	filtrado (Sec)	ml/seg	/seg
1	**2**	**3**	**4**	**5**	**6 (3)/(5)**	**7 (6)X 10^{-6}**
	1	25				
5%	2	25				
	Média	25				
	1	25				
10%	2	25				
	Média	25				
	1	25				
15%	2	25				
	Média	25				

EFEITO DA ÁREA DE SUPERFÍCIE

Preparação da suspensão de carbonato de cálcio (5%)

Utilizando um tom formal, o carbonato de cálcio (2,5 g) foi pesado e transferido para um almofariz e pilão. Em seguida, adicionaram-se 25 mL de água e a mistura foi triturada até se obter uma pasta homogénea. A pasta resultante foi transferida para uma proveta graduada de 50 mL. O almofariz e o pilão foram limpos com 5 mL de água, o que foi repetido duas a três vezes, se necessário. As lavagens foram então transferidas para um cilindro de medição com uma capacidade de 50 mL e enchidas até à marca com água. A suspensão resultante é cuidadosamente agitada." Não foram permitidas alterações, incluindo citações, referências ou citações online, para qualquer conteúdo.

Método para estudar o efeito da área de superfície na taxa de filtração

1. Colocou-se papel de filtro de tamanho adequado num funil de Buckner.
2. Verter 50 ml de uma suspensão de carbonato de cálcio a 5% sobre o funil de Buckner.
3. O tempo necessário para recolher 25 ml do filtrado foi registado.
4. A experiência (passos 2-4) foi repetida para a mesma concentração da suspensão de carbonato de cálcio em dois ensaios adicionais.
5. A experiência foi repetida para funis de Buckner médios e grandes.
6. Foi traçado um gráfico tomando a área de superfície no eixo x e a taxa de filtração no eixo y.

OBSERVAÇÕES E CÁLCULOS:

Área de superfície do meio filtrante, m^2	Julgamento	Volume do filtrado recolhido (ml)	Tempo de recolha do filtrado (Min)	Tempo de recolha do filtrado (Sec)	Taxa de filtração, ml/seg	Taxa de filtração, m^3 /seg
1	**2**	**3**	**4**	**5**	**6 (3)/(5)**	**7 (6)X 10^{-6}**
	1	25				
Pequeno	2	25				
	Média	25				
	1	25				
Médio	2	25				
	Média	25				
Grande	1	25				

| 2 | 25 | | | | |
| Média | 25 | | | | |

<h2 style="text-align:center">EFEITO DA ESPESSURA DO MEIO FILTRANTE</h2>

Preparação da suspensão de carbonato de cálcio (5%)

2,5 g) foram pesados e transferidos para um almofariz e pilão. Adicionou-se água (25 ml de água) e triturou-se a mistura até obter uma pasta homogénea. O conteúdo foi então transferido para uma proveta graduada (50 ml). Lavar o almofariz e o pilão com 5 ml de água (2-3 vezes, se necessário). As lavagens foram transferidas para uma proveta graduada (50 ml) e marcadas com água. Agitar bem a suspensão.

Método para estudar o efeito da espessura do meio filtrante na taxa de filtração

1. Colocou-se um papel de filtro de espessura conhecida (um papel de filtro) num funil de Buckner.

2. Verter 50 ml de uma suspensão de carbonato de cálcio a 5% no funil de Buckner.

3. O tempo necessário para recolher 25 ml do filtrado foi registado.

4. A experiência (passos 2-4) foi repetida para a mesma concentração da suspensão de carbonato de cálcio em dois ensaios adicionais.

5. A experiência foi repetida com dois e três papéis de filtro, respetivamente.

6. Foi traçado um gráfico tomando a espessura do meio filtrante no eixo dos x e a taxa de filtração no eixo dos y.

OBSERVAÇÕES E CÁLCULOS:

Espessura do meio filtrante	Julgamento	Volume do filtrado recolhido $^{(ml)}$	Tempo de recolha do filtrado (Min)	Tempo de recolha do filtrado (Sec)	Taxa de filtração, ml/seg	Taxa de filtração, m^3/seg
1	2	3	4	5	6 (3)/(5)	7 (6)X 10^{-6}
1 papel de filtro	1	25				
	2	25				
	Média	25				
2 papel de filtro	1	25				
	2	25				
	Média	25				
3 papel de filtro	1	25				
	2	25				
	Média	25				

RELATÓRIO:

14. DETERMINAÇÃO DO EFEITO DA CONCENTRAÇÃO, DA ÁREA DE SUPERFÍCIE E DA VISCOSIDADE NA TAXA DE EVAPORAÇÃO

Objetivo: Determinar os efeitos da concentração, da área de superfície e da viscosidade na velocidade de evaporação.

REQUISITOS: Béquer, banho-maria, proveta graduada, glicerina, água purificada.

PRINCÍPIO: A evaporação é o processo de vaporização de grandes quantidades de líquido volátil para obter um produto concentrado.

A taxa de evaporação é influenciada por diversas variáveis, tais como a temperatura, a viscosidade, a concentração da lama, a pressão de vapor, a área de superfície e o tempo de evaporação, bem como a presença de películas e depósitos. Geralmente, uma maior concentração de sólidos dissolvidos, como o cloreto de sódio, leva a uma taxa de evaporação mais lenta. Além disso, um aumento da viscosidade da lama resulta numa taxa de evaporação mais baixa. Isto foi demonstrado através de experiências em que lamas com viscosidades variáveis foram sujeitas a evaporação a uma temperatura e área de superfície constantes. Quanto maior a área de superfície do líquido, mais rápida é a taxa de evaporação. Como resultado, a evaporação é tipicamente efectuada em evaporadores com grandes áreas de superfície de aquecimento. Esta relação foi confirmada através de experiências em que foram utilizados béqueres com diferentes áreas de superfície, tais como capacidades de 50 ml, 100 ml e 250 ml. A taxa de evaporação foi calculada utilizando a seguinte equação:

*Quantidade de água evaporada (w)
Tempo de aquecimento (min)

PROCEDIMENTO:

<u>**EFEITO DA CONCENTRAÇÃO**</u>

PROCEDIMENTO:

1.   As soluções de NaCl (2, 4, 6 e 8% p/v) foram preparadas dissolvendo 1, 2, 3 e 4 g de NaCl em 50 ml de água em copos.

2.   O copo que contém a solução de cloreto de sódio foi pesado (W1 g). Os pesos são indicados na tabela.

3.   Todos os copos foram aquecidos num banho de água a uma temperatura constante. (70°C) durante 30 minutos a 70 °C.

4.   Todos os aquecedores foram pesados novamente após o aquecimento (W2 g).

5.   A diferença entre os pesos foi determinada. A diferença reflecte a quantidade de água que se evaporou durante 30 minutos.

6.   A taxa de evaporação foi calculada utilizando a seguinte fórmula:

7.   O gráfico foi traçado utilizando a concentração no eixo x e a taxa de evaporação no eixo y.

OBSERVAÇÕES E CÁLCULOS:

S. Não.	Conc. da solução de cloreto de sódio, %w/v	Peso inicial do copo + solução, w_1, g	Peso final do copo + solução, w_2, g	Peso de água evaporada, w g	Tempo de aquecimento, min	Taxa de evaporação g/min.
				(3)-(4)		(5)/(6)
(1)	(2)	(3)	(4)	(5)	(6)	(7)
1.	2 %					
2.	4 %					
3.	6 %					
4.	8 %					

<u>**EFEITO DA ÁREA DE SUPERFÍCIE**</u>

PROCEDIMENTO:

1.   Os copos de 50 ml, 100 ml e 250 ml foram limpos.

2.   Adicionou-se água (quantidade de 25 ml) a cada copo.

3.   Os copos contendo água foram pesados (peso inicial do copo, w1 g).

4. Todos os copos contendo água foram aquecidos num banho de água a uma temperatura constante. (70°C) durante 30 minutos a 70 °C.

5. Após o aquecimento, todos os copos foram novamente pesados (peso final do copo, w2 g).

6. A diferença entre os pesos foi determinada como wg. Esta diferença reflecte a quantidade de água que se evaporou durante 30 minutos.

7. Mediu-se o raio (metade do diâmetro) do copo. Com base no raio, calcula-se a área da superfície dos copos, utilizando a fórmula seguinte:

$$\text{Área de superfície do copo} = nr^2 \; [3\,4\,5\,6\,7]$$

8. A taxa de evaporação é calculada através da fórmula

9. Foi traçado um gráfico tomando a área de superfície no eixo x e a taxa de evaporação no eixo y.

OBSERVAÇÕES E CÁLCULOS:

S. Não.	Área de superfície do copo, $_2$ cm^2	Peso inicial do copo, $_{W1}$ g	Peso final do copo, w2 g	Peso de água evaporada, w g	Tempo de aquecimento, min	Taxa de evaporação g/min.
				(3)-(4)		(5)/(6)
(1)	(2)	(3)	(4)	(5)	(6)	(7)
1.						
2.						
3.						
4.						

<u>EFEITO DO PROCEDIMENTO DE VISCOSIDADE</u>:

1. Foram preparadas diferentes misturas conc. de glicerina e água em diferentes béqueres, como mostra a tabela seguinte:

Glicerina	Água	Conc.
5 ml	45 ml	10%
10 ml	40 ml	20 %
15 ml	35 ml	30 %
20 ml	30 ml	40 %

2. Os copos contendo as misturas glicerina-água foram pesados (W1 g) e as suas viscosidades foram medidas à temperatura ambiente. Os pesos são indicados no quadro. 3. Todos os copos foram aquecidos num banho de água a uma temperatura constante. (70°C) durante 30 minutos a 70 °C. 4. Todos os béqueres foram pesados novamente após o aquecimento (W2 g). 5. A diferença entre os pesos foi determinada. A diferença reflecte a quantidade de água que se evaporou durante 30 minutos. 6. A taxa de evaporação é calculada utilizando a fórmula 7. Traçou-se um gráfico tomando a viscosidade no eixo x e a taxa de evaporação no eixo y t y.

OBSERVAÇÕES E CÁLCULOS:

S. Não	Conc. da mistura de glicerina e água.	Viscosidade da mistura de glicerina e água	Peso inicial do copo, w_1, g	Peso final do copo, w_2, g	Peso da água evaporada, w g	Tempo de aquecimento, min	Taxa de evaporação g/min.
					(4)-(5)		(6)/(7)
(1)	(2)	(3)	(4)	(5)	(6)	(7)	(8)
1.	10 %	1.2823					
2.	20 %	1.8765					
3.	30 %	2.4020					
4.	40 %	2.9829					

RELATÓRIO:

Pergunta VIVA VOCE:

1) Definir filtração?
2) Quais são os diferentes factores que afectam a taxa de filtração?
3) Como é que se calcula a taxa de filtração?
4) O que é um auxiliar de filtragem? Dar exemplos.
5) Como é que a concentração e a área de superfície afectam a taxa de filtração?

12. EFEITO DO TEMPO NA TAXA DE CRISTALIZAÇÃO

Objetivo: Estudar o comportamento de cristalização do nitrato de potássio.

NECESSIDADES: nitrato de potássio, banho-maria,

PRINCÍPIO: O nitrato de potássio pode ser obtido utilizando a técnica do arrefecimento por choque. Neste processo, o sólido é continuamente adicionado ao solvente até estar completamente dissolvido, dando origem a uma solução saturada. A velocidade de dissolução pode ser aumentada aumentando a temperatura e agitando a solução. Se um sólido não for dissolvido, a solução é considerada supersaturada. Quando a temperatura de uma solução supersaturada diminui rapidamente, a solubilidade do soluto diminui, levando ao crescimento de cristais. A extensão da cristalização é influenciada pelo período de tempo em que a solução está em contacto com a baixa temperatura. Os cristais foram recolhidos por filtração e pesados, e o rendimento foi expresso em percentagem do peso dos cristais obtidos. Foi criado um gráfico com o tempo no eixo dos x e a percentagem de peso dos cristais no eixo dos y.

PROCEDIMENTO:

1. Setenta e cinco gramas de nitrato de potássio são pesados com exatidão (w_1g).
2. Cem mililitros de água foram transferidos para um copo de 250 ml.
3. Um copo contendo água foi colocado a uma temperatura constante. O banho de água foi mantido a 50°C.
4. Adicionou-se ligeiramente nitrato de potássio à água e agitou-se a solução com uma vareta de vidro para dissolver o soluto.
5. Este processo foi continuado até se formar uma solução saturada (com poucos cristais em excesso).
6. Pesa-se o nitrato de potássio restante (W2 g). A diferença entre os pesos W g (w_1-w_2) dá o peso do nitrato de potássio adicionado a 100 ml de água.
7. Em seguida, transferiram-se quantidades de 10 ml da solução saturada para nove tubos de ensaio.
8. Todos os tubos de ensaio foram colocados num banho de gelo. A temperatura da solução diminui subitamente devido ao arrefecimento de choque, formando uma solução supersaturada (a taxa de arrefecimento pode ser mantida constante mantendo os tubos de ensaio a uma temperatura constante). banho de água mantido a 20°C ou refrigerado). A nucleação e o crescimento dos cristais ocorreram
9. Após 10 minutos. A solução no primeiro tubo de ensaio foi filtrada para recolher os cristais.
10. Este processo foi repetido de 10 em 10 minutos. Em seguida, utilizaram-se as soluções dos outros tubos de ensaio.
11. Todos os cristais recolhidos no papel de filtro foram secos separadamente.
12. Os pesos de cada amostra de cristal estão indicados no quadro.
13. Foi traçado um gráfico em função do tempo no eixo x e da % de peso dos cristais no eixo y.

OBSERVAÇÃO E CÁLCULOS:

Dados para a cristalização do nitrato de potássio

S.N.	Tubo de ensaio n.º.	Tempo, minutos	Peso dos cristais formados, g (b)	% em peso de cristais b/a X 100
1.	1	10		

2.	2	20		
3.	3	30		
4.	4	40		
5.	5	50		
6.	6	60		
7.	7	70		
8.	8	80		
9.	9	90		

a = Peso do nitrato de potássio presente em 10 ml de água, g

RELATÓRIO: Percentagem de cristais de nitrato de potássio formados em 90 min=

Perguntas VIVA VOCE:

14. Definir cristalização.
15. Em que é que a cristalização difere da precipitação?
16. Quais são os objectivos da cristalização?
17. Definir supersaturação.

13. ÍNDICE DE MISTURA

OBJETIVO: Determinar o índice de mistura para misturar ácido salicílico e lactose em um liquidificador. **REQUISITOS:** Liquidificador cilíndrico, colorímetro e cubetas, pipeta (10 ml, 5 ml), tubo de ensaio (20 ml), ácido salicílico, solução de nitrato férrico (4% p/v), balão volumétrico (100 ml) e lactose.

PRINCÍPIO: As misturadoras cilíndricas são normalmente utilizadas para misturar vários materiais. Neste estudo, centrámo-nos na mistura de pós secos de ácido salicílico e lactose. À medida que o misturador rodava, os pós eram misturados, tendo sido atribuído tempo suficiente para garantir uma mistura uniforme. Durante o processo de mistura, a cada 10 minutos, foram recolhidas aleatoriamente amostras de três locais diferentes. Cada amostra foi analisada para determinar a concentração dos seus constituintes. O ácido salicílico e a lactose são solúveis em água, pelo que se adicionou nitrato férrico a cada amostra para criar uma cor cor-de-rosa. A quantidade de ácido salicílico presente foi determinada medindo a absorvância da cor resultante num comprimento de onda de 547 nm, utilizando um colorímetro. Com esta informação, foi também calculado o teor de lactose.

O índice de mistura foi calculado utilizando a seguinte equação:

$$\text{Taxa de secagem} = \sqrt{\frac{\Sigma(y-\breve{y})^2}{n(1-\breve{y})\,\breve{y}}}$$

Ms = Índice de mistura.

N = número de amostras.

$\breve{y}$ = composição média real do componente A na mistura.

Y = Composição real do componente A numa única amostra.

PROCEDIMENTO:

1. Pesou-se um grama de ácido salicílico e 50 g de lactose.
2. Os dois pós foram então colocados num misturador cilíndrico.
3. O misturador foi deixado a rodar sobre o seu próprio eixo durante 15 minutos a 25 rpm.
4. A amostra (500 mg) foi recolhida em três locais diferentes do misturador e colocada em três frascos cónicos diferentes. Designá-los por 1A, 1B e 1C.
5. O misturador foi novamente posto a rodar durante 10 minutos.
6. Mais uma vez, foram colhidas três amostras de forma semelhante, como mencionado na etapa 4. Foram depois transferidas para três tubos de ensaio. frascos cónicos e identificadas como 2A, 2 B e 2C, respetivamente.
7. Repetir o passo 5 após 45 minutos. As amostras foram identificadas como 3A, 3 B e 3C.
8. As amostras foram então dissolvidas em água sob agitação contínua. Finalmente, o volume foi aumentado para 100 ml em cada caso.
9. Dos balões volumétricos, foram transferidos 10 ml de solução para tubos de ensaio de 20 ml.
10. Foram adicionados cinco mililitros de solução de nitrato férrico (4% p/v) aos tubos de ensaio. Todas as soluções ficaram roxas.
11. A absorvância das soluções acima referidas foi medida a 547 nm utilizando um colorímetro ou espetrofotómetro, como indicado no quadro.

12. O teor de SA do ácido salicílico e o índice de mistura foram então calculados.

OBSERVAÇÕES E CÁLCULOS:

Tempo de amostragem	Número da amostra	Absorvância	Conc. De ácido salicílico	Conc. De ácido salicílico na amostra y, mg (4)X 100	(y-ў)	(y-ў)²
(1)	(2)	(4)	(6)	(7)	(8)	
Aos 15 minutos	1A					
	1B					
	1C					
				Média, ў =	Σ(y-ў)²=	
Aos 30 minutos	2A					
	2B					
	2C					
				Média, ў =	Σ(y-ў)²=	
Aos 45 minutos	3A					
	3B					
	3C					
				Média, ў =	Σ(y-ў)²=	

RELATÓRIO:

1. Índice de mistura após 15 minutos, M_{15} =
2. Índice de mistura após 30 minutos, M_{30} =
3. Índice de mistura após 45 minutos, M_{45} =

Perguntas VIVA VOCE:

1) Definir mistura.
2) Quais são os diferentes tipos de misturas?
3) O que é o índice de mistura?
4) Quais são os diferentes equipamentos utilizados na mistura sólido-sólido?

Referências

1.   Engenharia Farmacêutica: Principles and Practices by C.V.S. Subrahmanyam, S. Chand & Company Ltd.
2.   Introdução à Engenharia Farmacêutica por S.V. Ranade e J. M. Prausnitz, Prentice Hall.
3.   Handbook of Pharmaceutical Granulation Technology editado por Dilip M. Parikh, CRC Press.
4.   Engenharia de Processos Farmacêuticos por Anthony J. Hickey, CRC Press.
5.   Unit Operations and Processes in Environmental Engineering por Tom D. Reynolds e Paul A. Richards, Cengage Learning.

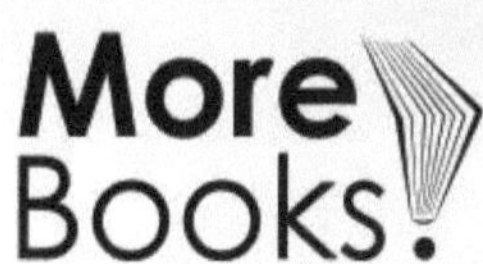

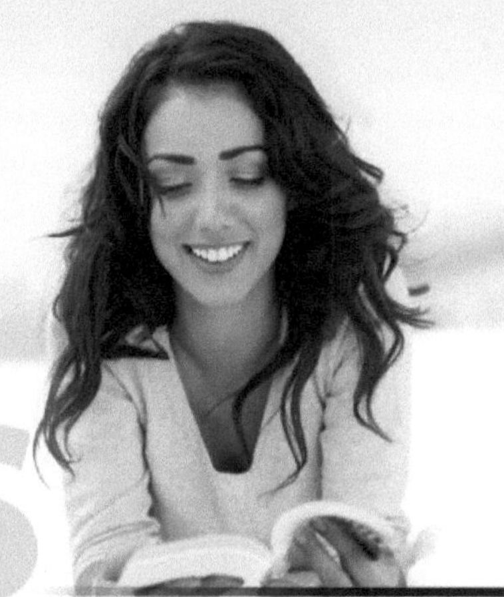

I want morebooks!

Buy your books fast and straightforward online - at one of world's fastest growing online book stores! Environmentally sound due to Print-on-Demand technologies.

Buy your books online at
www.morebooks.shop

Compre os seus livros mais rápido e diretamente na internet, em uma das livrarias on-line com o maior crescimento no mundo! Produção que protege o meio ambiente através das tecnologias de impressão sob demanda.

Compre os seus livros on-line em
www.morebooks.shop

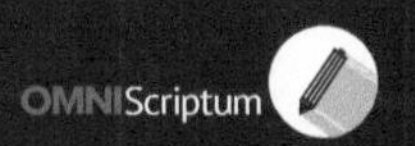

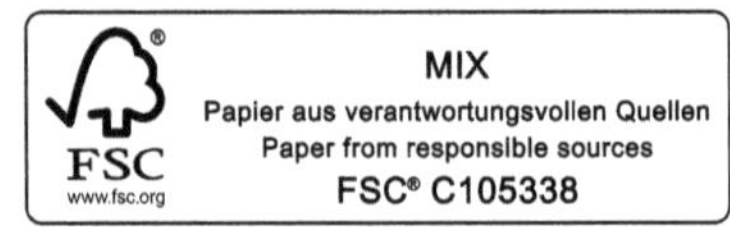

Printed by Books on Demand GmbH, Norderstedt / Germany